80 GRÜNE SMOOTHIE REZEPTE ZUM WOHLFÜHLEN

VON JETZT AN GESUND

ERFOLGREICH UND EFFIZIENT ABNEHMEN | ENTGIFTEN |GESUND LEBEN

BETTY GREEN

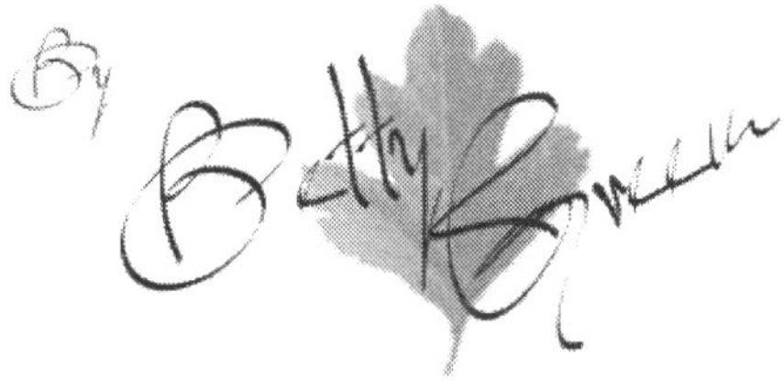

Coverfoto:
© fotoknips - Fotolia.com
© pilipphoto - Fotolia.com

ISBN: 978-1503387102
ISBN-13: 1503387100

KOMPATIBEL

Alle Rezepte aus den Grundlagen-, Wildkräuter und Superfoods-Kapiteln, können in Betty Green's „*7-Tage-Detox*" verwendet werden.

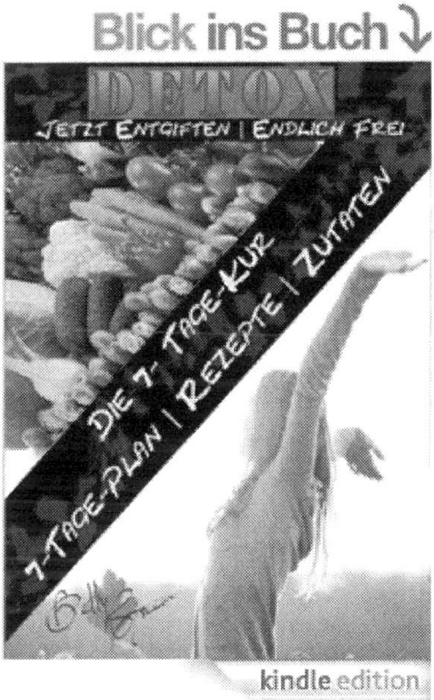

7 TAGE DETOX - JETZT ENTGIFTEN| ENDLICH FREI

Die 7-Tage-Kur für Ihren gesundheitlichen Erfolg

Jetzt einen Blick riskieren und sich endlich frei fühlen

1. Was erwartet Sie in diesem Buch?

Wir wollen gesund leben. Wir wollen fit bleiben, etwas abnehmen oder einfach nur mehr Obst und Gemüse zu uns nehmen. Jeder hat schon einmal etwas von Smoothies gehört, gelesen oder gar im Supermarkt gesehen. Ein Mix aus purer Energie für das persönliche Wohlbefinden. Sportler trinken es, Leute machen eine Diät mit Smoothies, andere setzen auf die heilende Wirkung die ein Smoothie haben kann. Man kann oft lesen wie super Smoothies sind, jedoch wird sich mit näheren Informationen eher bedeckt gehalten.

In diesem Buch möchte ich Sie in die Welt der *„Grünen Smoothies"* begleiten. Einen Weg weisen, der nicht nur aufzeigen soll warum Smoothies toll sind, sondern mehr, um dass Sie am Ende sagen können: „Dieser Smoothie passt zu mir!"

Ich biete Ihnen nicht nur Informationen über das Thema *„Grüne Smoothies"*, sondern ein großzügiges und leicht verständliches Angebot von 80 Rezepten zum selber Mixen. Angefangen von einfachen Rezepten für Einsteiger, bis zu Smoothies auf unterschiedlicher Flüssigkeitsbasis, Rezepte mit ausgewählten Wildkräutern, bis zu den umfangreichen Superfoods – Rezepten.

Sie finden eine Auflistung aller herkömmlichen Zutaten, samt ihrer Inhaltsstoffe/Merkmale aus den Bereichen Gemüse, Obst, Flüssigkeiten und Superfoods. Des Weiteren werden alle Inhaltsstoffe aufgeschlüsselt und somit verständlich gemacht. Beginnen Sie mit der Reinigung ihres Körpers, fangen Sie jetzt an und mixen Sie sich Ihr tägliches Glas Gesundheit!

Sparen Sie wertvolle Zeit, vermeiden Sie die typischen Anfängerfehler und profitieren Sie von meinen Grundlagen und Rezepten für grüne Smoothies.

Dieses Buch eignet sich für Einstieger, sowie auch fortgeschrittenen Smoothieliebhaber.

INHALTSVERZEICHNIS

2. Grüne Smoothies

2.1 WAS SIND GRÜNE SMOOTHIES?

Bei grünen Smoothies reden wir von Rohkost, die wir mittels Mixer oder Pürierstab trinkbar machen und so zu uns nehmen können. Dies bietet den Vorteil, dass wir nicht nur beispielsweise einer Orange den Saft entnehmen, sondern die ganze Frucht in flüssiger Form verwertet werden kann und es kein Abfallprodukt entsteht. Man nimmt also nicht nur das „gute" des Saftes, mehr den gesamtem Vorteil aus Fruchtfleisch (bei Gemüse nennt sich das Fasern) und Saft zu sich.

Grüne Smoothies lassen sich aus einer grünen **Grundlage**, **Obst** und einer **Flüssigkeit** zusammenstellen. So nehmen wir beispielsweise als **Grundlage** Spinat, Banane als **Obst** und geben Wasser als **Flüssigkeit** hinzu. Auf dieser Grundlage lassen sich nun vielerlei Variationen zubereiten, die den eigenen Anforderungen entsprechen. Sei es als Energie- und Regenerationsgetränk für den Sport, eine Diät oder für einen Genesungstrunk bei einer Erkältung.

2.2 WAS BRINGEN MIR GRÜNE SMOOTHIES?

Grüne Smoothies bieten ein Maximum an Vitaminen, Mineral- und Ballaststoffen (je nach Zusammenstellung). Ein hoher Chlorophyllgehalt sichert auf lange Zeit ein reines Blut und kann sogar Eisen- sowie auch Magnesiummangel beheben. Ein grüner Smoothie spart gegenüber einem Salat auch einfach Zeit. Zeitmangel ist für viele Menschen ein Problem und mit einem grünen Smoothie können sie den Vorteil eines Salates auch unterwegs genießen.

Grade weil grüne Smoothies auf grünem Blattgemüse basieren, wird ein Höchstmaß an sekundären Pflanzenstoffen geboten. Diese Pflanzenstoffe sind dabei nützlich, als auch vielseitig. Sie können antibakterielle, antitumorale, antivirale, immunsystemstimulierende, blutverdünnende, leberschützende, darmreinigende, antiarthritische und viele weitere gesundheitlich wertvolle Wirkungen haben. Da durch das Mixen/Pürieren der Saft sowie die Fasern (oder das Fruchtfleisch) verarbeitet werden, wird ein hoher Ballaststoffgehalt geboten und ein grüner Smoothie kann als gesunde kleine Mahlzeit angesehen werden. Das alles wird schon allein in einem Basisrezept geboten! Der Ausbau der Rezepte, kann für individuelle Bedürfnisse optimiert werden.

Auch für Diäten sind grüne Smoothies bestens geeignet. Wenn Sie eine Mahlzeit am Tag durch einen grünen Smoothie ersetzen, werden auch ohne Punkte oder Kalorien zu zählen Ergebnisse zu verzeichnen sein.

2.3 WAS BRAUCHE ICH FÜR DIE HERSTELLUNG EINES GRÜNEN SMOOTHIES?

Diesen Punkt kann man durchaus auf die gesamte Smoothiepalette anwenden. Im Bereich Smoothies gibt es nur eine Sache, die ihnen neben dem Inhalt selbst heilig sein sollte - **Der Mixer!** Dabei spielt es keine Rolle, ob ein Stab- oder Standmixer verwendet wird. Da lassen Sie sich ruhig von der Gewohnheit leiten.

Aber Vorsicht! Auch mit Rücksicht auf den Geldbeutel sollte gesagt sein: „Nicht jeder Mixer führt zum gewünschten Ergebnis.“ Jeder der sich schon etwas länger mit dem Thema beschäftigt hat, wird Ihnen am Ende einen Hochleistungs- oder Profimixer empfehlen. Sicher kommt es auch darauf an, welche Vorlieben Sie im Bereich der grünen Smoothies (auch Smoothies allgemein) entwickeln.

Wenn jemand dabei bleibt, sich morgens einen Feldsalat mit Banane und Wasser zu mixen, reicht natürlich auch ein üblicher Mixer.

Jeder der viel Wert auf eine besonders sämige Konsistenz legt, sollte sein „Werkzeug" sorgfältig auswählen. Ein guter Mixer bietet Ihnen bei 1000 Watt und einer Umdrehungszahl im Bereich der 30.000/Minute genug Power, um selbst komplette Steinfrüchte in einen sämigen Traum zu verwandeln.

2.4 WIE VIELE GRÜNE SMOOTHIES DARF ICH AM TAG TRINKEN?

In diesem Punkt gibt es keine klare Richtlinie. Für die optimale Entfaltung eines grünen Smoothies, wird eine tägliche Dosis zwischen 0,75 – 1,0 Liter empfohlen. Am wichtigsten ist jedoch, dass ihnen der Smoothie schmeckt, schließlich möchten Sie sich dauerhaft davon ernähren. Probieren Sie darum zu Beginn möglichst viele verschiedene Rezepte aus, um ihren Lieblings-Smoothie zu finden.

2.5 WIE BEREITE ICH EINEN GRÜNEN SMOOTHIE ZU?

(Die Faustformel für einen grünen Smoothie lautet: 40% grünes Blattgemüse, 60% Obst und etwas Flüssigkeit - z.B. Wasser.)

#1 Obst und Gemüse vor der Verarbeitung stückeln und als erstes in den Mixer geben.

#2 Alle weiteren Zutaten (z.B. Ingwer, Zitronensaft, Zitrusfrüchte, Kräuter und Gewürze) in den Mixer geben.

#3 Jetzt wird das erste Mal etwas Flüssigkeit (Wasser, Mandelmilch, Reismilch etc.) zugegeben und gemixt.

#4 Nun die restliche Flüssigkeit zugeben, bis die gewünschte Sämigkeit erreicht ist.

Es ist wichtig, nicht zu früh zu viel Flüssigkeit in den Mixer zu geben. Den Smoothie sämiger zu machen, ist wesentlich leichter als ihn wieder breiiger zu bekommen. Punkt #3 und #4 sind daher besonders zu beachten.

2.6 WAS BEDEUTET DETOX?

Detox ist eine Bezeichnung für die Reinigung des Körpers. Zwar ist der Körper in der Lage selbst Abfallstoffe ausscheiden, jedoch kann durch einen stressigen Alltag und einem hektischen Lebensstil diese Funktion gestört werden. Beim Anwenden einer Detox-Kur wird dafür gesorgt, das Inhaltsstoffe des (in diesem Fall) grünen Smoothies dafür sorgen, das Abfallstoffe ausgeschieden und der Körper gereinigt wird. Dieser Prozess wird Entgiften oder Entschlacken genannt.
Eine Detox-Kur greift unterstützend in das Immunsystem und an den Stellen des Körpers ein, wo eine Filterung von Schadstoffen (Bakterien und Viren) stattfinden. So kann die Leber Schadstoffe in Wasser auflösen, der Darm sorgt dafür, dass einige Schadstoffe nicht in den Körper aufgenommen werden, sondern mit dem Stuhlgang wieder ausgeschieden werden. Die Nieren filtern Abfallstoffe und Wasser aus dem Blut, welche dann mit dem Urin ausgeschieden werden.

Ein Beispiel für eine 1 Tages Detox-Kur wäre: Ein Tag lang ca. 2 Liter grünen Smoothie trinken, ansonsten keinerlei Nahrung zu sich zu nehmen. Nebenher reichlich Wasser oder Kräutertee trinken und der Körper wird schon an diesem einen Tag entgiftet. Man kann mit 1 bis 2 Kilo Gewichtsreduzierung rechnen.

In diesem Buch soll es jedoch vorerst um die Rezepturen

allgemein gehen.

.

Von jetzt an gesund!

3. DIE ZUTATEN

3.1 GRUNDLAGEN *(„DAS GRÜNE")*

Als Grundlage wird der Hauptanteil an grünem Blattgemüse | Gemüse gezählt. Wird ein Spinat/Avocado Smoothie mit Banane und Birne gemixt, so sind der Spinat und die Avocado die Grundlagen.

Im folgendem werden die gängigsten Grundlagen und ihre Inhaltstoffe aufgelistet:

Spinat - Vitamin C, *Eisen, Lutein, Kalium, Magnesium, Beta Carotine*
Gurke - *Vitamin A, B1 und C, Nährsalze*
Mangold - *Vitamin A, B1 ,B2 und C, Kalium, Calcium, Magnesium, Eisen*
Rucola - *Vitamin A und C, Eisen, Calcium, Kalium*
Radieschen/Radieschen-Grün - *Vitamin A, B1, B2 und C, Senföl, Kalium, Calcium, Eisen*
Karotten/Karotten-Grün - *Vitamin A, B, C und E, Kalium, Natrium, Phosphor, Calcium, Magnesium, Zink, Eisen*
Kohlrabi/Kohlrabi-Grün - *Vitamin B1, B2 und B12, Eisen, Natrium, Magnesium*

***Wildkräuter (z.B. Brennnessel, Löwenzahn oder Vogelmiere)**
Petersilie - *Vitamin A, C und K, Beta Carotine, Calcium, Magnesium, Phosphor, Eisen, Mangan, Kalium*
Stangensellerie - *Vitamin B1, B2, B12, C und E, Calcium, Eisen, Kalium*
Bärlauchblätter - *Vitamin C, Eisen, Mangan, Magnesium*
Eichblattsalat - *Vitamin C, B1 und B2, Natrium, Calcium, Phosphor, Kalium*
Grünkohl/Grünkohlblätter - *Vitamin A, B6, C und K, Calcium, Magnesium, Eisen*
Rote Beete/Rote Beete-Grün - *Vitamin B1, B2, B6 und C, Klium, Calcium, Eisen, Kupfer, Magnesium, Mangan, Phosphor, Zink*
Avocado – *Vitamin A, B und E, Kalium, Calcium, Magnesium*
Palmkohl/Schwarzkohl - *Vitamin B und C, Carotin, Eisen*
Feldsalat - *Vitamin A und C, Phosphor, Calcium, Natrium, Eisen, Kalium*
Kopfsalat - *Vitamin A, B1, B2 und C, Natrium, Magnesium, Phosphor, Kalium, Calcium, Eisen*
****Kiwi** - *Vitamin B, C und E, Magnesium, Phosphor, Kalium, Calcium, Eisen*
Romanasalat - *Vitamin A, B1, B2 und C, Calcium, Kalium*

**Siehe 3.3*
***Die Kiwi ist zwar kein Gemüse, kann jedoch auch als Grundlage verwendet werden.*

3.2 OBST („DAS BUNTE")

Das Obst verleiht dem grünen Smoothie den richtigen Geschmack, natürliche Süße und ein Großteil an Vitaminen/Mineralstoffen.

In folgendem werden die gängigsten Obstsorten und ihre Inhaltsstoffe aufgelistet:

Zitrone - *Vitamin A, B1, B2, B5 und E, Calcium, Magnesium, Eisen*
Limette - Vitamin B1, B2, B6, C und E, Beta-Carotin, Calcium, Magnesium, Eisen, Zink
Orange - *Vitamin C, B, Kalium, Magnesium, Calcium, Beta-Carotine*
Nektarine - Vitamin B, C und E, Beta-Carotine, Natrium, Kalium, Calcium, Magnesium, Eisen, Zink
Clementine - *Vitamin A und C, Kalium, Natrium, Calcium, Magnesium, Eisen*
Grapefruit - *Vitamin A, C und E, Natrium, Kalium, Magnesium, Calcium, Eisen, Zink*
Papaya - *Vitamin A und C, Magnesium, Kalium, Calcium, Natrium*
Wassermelone - *Vitamin A und C, Calcium, Eisen, Natrium*
Mango - *Vitamin B1, B6, C und E, Magnesium, Kalium, Calcium, Mangan, Zink*
Apfel - *Vitamin A und C, Kalium, Calcium, Eisen, Magnesium*
Birne - *Vitamin B, C, Kalium, Magnesium, Calcium, Phosphor, Zink, Kupfer*

***Kiwi** - *Vitamin B, C und E, Magnesium, Phosphor, Kalium, Calcium, Eisen*
Dattel - *Vitamin B, Eisen, Calcium, Magnesium, Phosphor, Kalium*
Feige - *Vitamin B1 und B2, Calcium, Kalium, Eisen, Zink*
Traube - *Vitamin C, B1, B2, B6 und E, Beta-Carotin, Natrium, Kalium, Calcium, Magnesium, Eisen, Zink*
Honigmelone - *Vitamin B1, B2, B6, C und E, Natrium, Kalium, Calcium, Magnesium, Eisen, Zink*
Heidelbeere - *Vitamin B, C und E, Carotinoide, Eisen, Calcium, Kalium, Phosphor, Zink, Mangan*
Himbeere - *Vitamin B und C, Kalium, Calcium, Magnesium, Mangan, Eisen*
Banane - *Vitamin B, C und E, Natrium, Calcium, Kalium, Magnesium, Eisen, Zink*
Erdbeere - *Vitamin A und C, Calcium, Eisen, Zink*
Ananas - *Vitamin B3, B5,C und E, Kalium, Eisen, Zink, Calcium, Magnesium*
Granatapfel - *Vitamin A, B, C und E, Calcium, Kalium, Phosphor, Magnesium, Eisen, Kupfer, Mangan*
Pfirsich - *Vitamin A,B1, B2, C und E, Kalium, Calcium, Phosphor, Magnesium*
Pflaume - *Vitamin B, C und E, Eisen, Magnesium, Kalium, Kupfer, Zink*

3.3 WILDKRÄUTER *(„DAS GESUNDE KRAUT")*

Für die einen ist es „Unkraut", Smoothie-Liebhaber bleiben jedoch bei der offiziellen Bezeichnung, „Wildkräuter". Unter den Wildkräutern lassen sich so manch heilende Wirkungen finden.

In folgendem werden die gängigsten Wildkräuter und ihre Wirkungen aufgelistet:

Löwenzahn - *Wirkt entschlackend, harntreibend, entwässernd*
Brennnessel - *Wirkt blutreinigend, blutdrucksenkend, entzündungshemmend, blutzuckersenkend, durchblutungsfördernd, antirheumatisch, harntreibend, stoffwechseltreibend*
Sauerampfer - *Wirkt verdauungsanregend, blutdrucksenkend, kreislauffördernd, stärkt das Immunsystem*
Labkraut - *Lindert Blasenleiden, Kopfleiden, Bleichsucht, Seitenstechen*
Giersch - *Reinigt das Lymphsystem, dient zur Entschlackung, wirkt entwässernd*
Majoran - *Wirkt Blutdrucksenkend, hilft bei Husten/Bronchitis, verbessert die Durchblutung in Arterien und Herz*
Hagebutte - *Stärkt das Immunsystem, hilft bei Erkältung, Cholesterinspiegelsenkend, leicht harntreibend*

Zitronenmelisse - *Hilft bei Schlafstörung, Kopfschmerzen, Magen-Darm-Beschwerden*

Lungenkraut - *Lindert Hustenreiz, stärkt die Lunge, hilft bei Durchfall, Halsschmerzen, Heiserkeit*

Gundermann - *Lindert Hüft- und Leberleiden, wirkt entzündungshemmend, regt den Stoffwechsel an*

Vogelmiere - *Hilft bei Husten und Verdauungsstörungen, wirkt hustenstillend, harntreibend, schleimlösend*

Spitzwegerich - *Lindert Hustenreiz, wirkt entzündungshemmend, fördert den Blutkreislauf, hilft bei Entzündungen im Mund- Rachenraum*

Taubnessel - *Wirkt entzündungshemmend, antibakteriell, verdauungsfördernd, schleimhautschützend, harntreibend*

Klee - *Hilft bei Husten, wirkt blutreinigend*

Gänseblümchen - *Hilft bei Magen- Darmbeschwerden, Husten, Darmentzündung*

Bärlauch - *Wirkt blutreinigend, entzündungshemmend, harntreibend, schleimlösend*

Johanniskraut - *Hilft bei leichten bis mittelschweren Depressionen, wirkt krampflösend, entzündungshemmend, stärkt die Blutgefäße*

Kamille - *Wirkt entzündungshemmend, Muskelentkrampfend*

Fenchel - *Wirkt schleimlösend, hilft bei Husten und Schnupfen*

Frauenmantel - *Hilft bei Durchfall, Halsschmerzen, lindert Beschwerden im Magen- Darmtrakt*

Ringelblume - *Regt die Durchblutung an, wirkt schmerzlindert, antibakteriell*

Salbei - *Wirkt verdauungsfördernd, regt die Magen-Darmbewegung an*
Schafgarbe - *Wirkt antibakteriell, entzündungshemmend, hilft bei Appetitlosigkeit*
Hirtentäschle - *Wirkt blutreinigend, hilft bei Verstopfung*

3.4 FLÜSSIGKEITEN *(„DAS FLÜSSIGE")*

Wasser kommt zwar in den meisten Rezepten vor, es gibt jedoch einige Alternativen, die man unbedingt mal ausprobieren sollte. Jede der folgenden Flüssigkeiten kann anstelle von Wasser genutzt werden, je nach Vorliebe und Geschmack.

In Folgendem werden die gängigsten Flüssigkeiten und ihre Merkmale aufeglistet:

Wasser - *Geschmacksneutral, wird genutzt um den Smoothie flüssiger werden zu lassen*
Mandelmilch - *Mandelmilch enthält keinen Milchzucker und ist somit gut für Menschen mit einer Laktoseintoleranz, Enthält Magnesium, Calcium, Eisen, Kalium, Zink, Phosphor, Vitamin B1, B3, B5, B6, B9, C, E und K*

Reismilch - *Dient als Milchersatz bei einer veganen Ernährung, enthält keinen Milchzucker (Laktoseintoleranz) ist jedoch sehr arm an Vitaminen und Mineralstoffen, nicht für Babys/Kleinkinder empfohlen durch Mangel an Vitamin D*

Fruchtsaft - *Kann je nach Rezept als unterstützender Geschmacksträger verwendet werden. Bietet ansonsten die verdünnende Eigenschaft des Wassers.*

Sojamilch - *Dient als Milchersatz bei einer veganen Ernährung, enthält keinen Milchzucker (Laktoseintoleranz)*

Milch - *Enthält Vitamin A, B1, B2, B6, B12, D, E und K, Calcium, Eisen, Kalium, Magnesium und Milchzucker*

Joghurt - *Für eine fest-sämige Konsistenz, empfohlen wird Naturjoghurt mit wenig Zucker*

Tee - *Mit Tee lassen sich Smoothies wie mit Wasser verdünnen, bringen jedoch noch ihre geschmackliche Note in die Sache. Sämtliche Teesorten können probiert werden.*

Kokoswasser - *Enthält Vitamin B1, B2, B3, B5, B6, B7, B9 und C, Calcium, Kalium, Magnesium, Natrium, Phosphor, Eisen, Kupfer, Mangan und Zink. Zudem sehr arm an Fett und Zucker.*

Aloe Vera - *Wirkt immunstärkend sowie Verdauungsfördernd, enthält Vitamin A, B1, B2, B3, B6, B9, B12, C und E, Calcium, Phosphor, Eisen, Kalium, Natrium, Magnesium, Kupfer und Zink. (Vorsicht ist für Diabetiker geboten! Aloe Vera wirkt bei Diabetes Blutdrucksenkend)*

3.5 SUPERFOODS *(„DAS GESUNDE EXTRA“)*

Wenn ein Nahrungsmittel eine überdurchschnittlich hohe Konzentration an Nährstoffen besitzt, dann bezeichnet man dieses als Superfood. Superfoods wirken sich besonders gut auf das Immunsystem und das Wohlbefinden aus.

In folgendem werden die gängigsten Superfoods und ihre Wirkungen aufgelistet:

Matcha - *Wirkt leistungssteigernd, wärmend, potenzfördernd, lindert Wechseljahresbeschwerden, steigert das Energieniveau*
Honig - *Wirkt energiespendend, bakterienhemmend, effektiv bei Husten, Halsschmerzen, Heiserkeit, Erkältung, kräftigt das Herz*
Spirulina - *Wirkt appetithemmend, blutreinigend, unterstützt das Herz-Kreislauf-System, verbessert die Verdauung, mindert Altersflecken*
Grüne Spanalge - *Steigert das Wohlbefinden und die Gehirnfunktion, gut bei Mangel an Vitalstoffen*
Hanfsamen - *Stärkt das Immunsystem, fördert die Ausscheidung von Giftstoffen, wirkt entzündungshemmend, stoffwechselfördernd, heilend bei Asthma, Akne, MS, Arthritis*

Chia Samen *Wirkt konzentrationssteigernd, darmreinigend, entschlackend, stärkt die Abwehrkräfte,*
Weizengras - *Wirkt stimmungsaufhellend, unterstützt den Zellaufbau, die Denkfähigkeit, ein gesundes Blutbild, steigert Leistungsfähigkeit, Immunsystem, unterstützt das Verdauungssystem*
Chlorella - *Wirkt entgiftend, stärkt das Immunsystem, fördert eine reine und gesunde Haut*
Acai Beeren - *Wirkt energiesteigernd, entzündungshemmend, verdauungsanregend, stärkt die Konzentrationsfähigkeit, das Immunsystem, hilft bei der Gewichtsreduzierung*
Kurkuma - *Wirkt entzündungshemmend, verbessert die Leberfunktion, stoffwechselfördernd, stärkt das Herz-Kreislauf-System, senkt den Cholesterinspiegel, stabilisiert den Blutzuckerspiegel*
Lucuma - *Wirkt energiespendend, verdauungsanregend, dient als Zuckeralternative bei Diabetes,*
Zimt - *Steigert die Fettverbrennung, wirkt verdauungsfördernd, antibakteriell, verbessert die Durchblutung, cholesterinspiegelsenkend*
Leinsamen - *Stärkt das Herz-Kreislauf-System, hilft bei Bluthochdruck, wirkt entzündungshemmend, antidepressiv, fördert die Verdauung, schützt die Leber*
Moringa - *Wirkt reinigend, entzündungshemmend, heilend bei Magengeschwüren, verbessert das Wohlbefinden und die Konzentration*
Sprossen - *Wirken entgiftend, stärken das Immunsystem,*

Stevia - *Dient als Zuckerersatz bei Diabetes, wirkt antibakteriell, enthält keine Kalorien, wirkt stimmungsaufhellend, stärkt das Immunsystem*
Gerstengras - *Senkt den Cholesterinspiegel, hilft bei Gelenkschmerzen, wirkt entsäuernd, verdauungsfördernd, energiesteigernd*
Oliven - *Stärkt das Herz-Kreislauf-System, den Knochenaufbau, Anti-Aging Effekt, regulierende Wirkung auf das Verdauungssystem,*
Miso - *Senkt den Cholesterinspiegel, wirkt zellschützend, vitalisierend, entgiftend, regt die Verdauung an*
Ginseng - *Erhöht die körpereigene Insulinproduktion, stärkt die Atemwege und das Herz-Kreislauf-System, schützt vor Erkältung, regt das Haarwachstum an, verfeinert das Hautbild*
Ingwer - *Wirkt schlichtend bei Übelkeit, entzündungshemmend, blutdrucksenkend, verdauungsanregend, hustenstillend, fördert die Fettverbrennung, stärkt das Immunsystem, schützt die Magen- Darmfunktion*
Baobab - *Hilft bei Magenerkrankungen, regt die Darmflora an, wirkt energieanregend, verdauungsanregend, unterstützt das Nervensystem, schützt das Immunsystem*
Goji-Beeren - *Stärkt das Immunsystem, Leber und Nieren, senkt den Cholesterinspiegel, Fettgehalt im Blut*

3.6 INHALTSSTOFFE ERLÄUTERT *(„WAS STECKT DRIN?“)*

Die Frage „ welcher Inhaltsstoff macht eigentlich was?“ wird nun hier beantwortet.

In folgendem werden die gängigsten Vitamine und Mineralstoffe erläutert:

Vitamine

Vitamin A - *Gut für Knochen, Zähne, Schleimhäute und Augen, stärkt die Abwehrkräfte*
Vitamin B1 - *Stärkt Gedächtnis, Wundheilung, Verdauung, Herz, Stoffwechsel,*
Vitamin B2 - *Stärkt Stoffwechsel, Sehstärke, Haut und Haare, Fruchtbarkeit, Schilddrüse*
Vitamin B5 - *Stärkt Stoffwechsel, Farbpigmente der Haare, Vitalität und Energie, Wachstum, Nerven, Konzentration*
Vitamin B6 - *Stärkt Vitalität, Verwertung von Eiweiß, stabilen Blutzucker, Abwehrkräfte, Schwangerschaft*
Vitamin B12 - *Stärkt den Knochenaufbau, Gehirn und Nerven, rote Blutkörperchen, Muskeln, Fettverbrennung*
Vitamin C - *Abwehr freier Radikale, stärkt Bindegewebe, Haut, Zahnfleisch, Konzentration, Glücksgefühle*
Vitamin E - *Stärkt die Durchblutung, Abwehr freier Radikale, Wundheilung, Herz-Kreislauf-System, Stressbewältigung*
Vitamin K - *Kontrolliert die Blutgerinnung, löst Verkalkungen, stärkt die Herzfunktion, Knochenaufbau*

Mineralstoffe

Calcium - *Festigt Zähne und Knochen, steigert Herzfunktion, gesunden Schlaf, Impulse zu Nerven und Muskeln*
Chlorid - *Sorgt für die Produktion der Magensäure, Transportstoff der Nährstoffe in die Zellen, reguliert den Wasserhaushalt*
Magnesium - *Für gesunde Zähne und Knochen, Muskelkontraktion, Glücksgefühl, Stressbewältigung, Energiegewinnung*
Mangan - *Sorgt für den Stoffwechsel, gesunden Schlaf, gute Knochenstruktur, Entgiftung des Körpers, Konzentrationsfähigkeit, unterstützt die Bauchspeicheldrüse*
Kalium - *Sorgt für die Energiegewinnung, Schadstoff Abbau, Proteinstoffwechsel, unterstützt das Herz-Kreislauf-System, regelt den Wasserhaushalt,*
Kupfer - *Gut für die Stressbewältigung, Sauerstoffversorgung, Bildung von Antikörpern, Pigmentierung der Haut und Haaren*
Phosphat - *Unterstützt die Blutgerinnung, Gehirn und Nerventätigkeit, Energiestoffwechsel*
Eisen - *Unterstützend bei der Bildung von roten Blutkörperchen, Hormonstoffwechsel, Herzfunktion, Abwehrkräfte*
Zink - *Behilflich bei der Insulinproduktion bei Muskelkontraktion, Gehirnfunktion, Wundheilung, Proteinsynthese, Produktion männlicher Hormone*

Carotine/Carotinoide - *Beugt Herzerkrankungen vor, unterstützt die Hirnfunktion, wirkt entzündungshemmend, gut für die Augen durch Vitamin A*

Phosphor - *Wirkt entzündungshemmend, unterstützt den Kreislauf, Verdauungstrakt wirkt stillend bei Zahnfleisch- und Magenwandblutungen*

Natrium - *Reguliert den Blutdruck, Muskelkontraktion, unterstützt die Nervenleitfähigkeit, sorgt für die Aktivierung zahlreicher Enzyme*

4. REZEPTE

Alle folgenden Rezepte regen nicht nur zum Nachmachen an, auch der Grundstein für eigene Ideen der Rezeptgestaltung, wird gelegt. Die Rezepte werden nicht, wie sonst üblich aufgeführt, sondern leicht verständlich in den Kategorien **Grundlage, sonst. Gemüse, Obst, Wildkräuter, Flüssigkeit, Gewürze und SuperFoods** aufgegliedert. Dies zeigt auf, welche Zutaten verwendet wurden und zu welchen Kategorien sie gehören. Auch wurde auf eine besondere Namensgebung der Smoothies verzichtet, so dass schon im Titel zu erkennen ist, um was es sich bei diesem Rezept handelt. Mit diesem Prinzip können sie zukünftig auch eigene Kreationen zaubern.

Aus den folgenden Rezepten ergeben sich ein bis vier Gläser „grüner Smoothie“.

5. 25 GRÜNE SMOOTHIES

(Mit Wasser)

5.1 SPINAT TRIFFT ERDBEERE *(MIT WASSER)*

Zutaten:
Grundlage: *250 g Blattspinat*
Obst: *5 große Erdbeeren, 1 Birne, 2 Guaven*
Flüssigkeit: *150 ml Wasser*

Zubereitung:

✔ Erdbeeren, Birne und Guaven waschen, putzen und gegebenenfalls entkernen |

✔ Obst kleinschneiden und in den Mixer geben

✔ Spinat entstielen, waschen und in den Mixer geben
Nach und nach mit Wasser auffüllen und bis zur gewünschten Sämigkeit pürieren.

5.2 GURKE TRIFFT KIWI *(MIT WASSER)*

Zutaten:
Grundlage: *1 Salatgurke,*
Obst: *2 Kiwis, 1 Banane, 1 säuerlicher Apfel, 1 Limette*
Sonst. Gemüse: *½ Fenchelknolle, etwas Petersilie*
Flüssigkeit: *150 ml Wasser*

Zubereitung:

✔ Limette entsaften und 2 EL Saft in den Mixer geben
✔ Kiwis uns Banane schälen und halbieren
✔ Apfel schälen, entkernen und vierteln
✔ Fenchel putzen und in Stücke schneiden
✔ Petersilie waschen und Stiele entfernen
✔ Gurke schälen, kleinschneiden
✔ Alle Zutaten in den Mixer geben
Nach und nach mit Wasser auffüllen und bis zur gewünschten Sämigkeit pürieren.

5.3 SPINAT TRIFFT PAPAYA *(MIT WASSER)*

Zutaten:
Grundlage: *150 g Blattspinat*
Obst: *½ Banane, ½ Papaya*
Flüssigkeit: *100 ml Wasser*

Zubereitung:

✔ Papaya entkernen, Banane schälen, kleinschneiden und in den Mixer geben

✔ Spinat entstielen, waschen und in den Mixer geben
Nach und nach mit Wasser auffüllen und bis zur gewünschten Sämigkeit pürieren.

5.4 Kopfsalat trifft Nektarine *(mit Wasser)*

Zutaten:
Grundlage: *½ Kopfsalat, ½ Salatgurke*
Obst: *2 Nektarinen, 1 Banane,*
Flüssigkeit: *600 ml Wasser*

Zubereitung:

✔ Kopfsalat waschen und kleinschneiden

✔ Nektarinen schälen, enthäuten und gegebenenfalls Kerne entfernen

✔ Banane schälen und halbieren

✔ Gurke schälen, kleinschneiden

✔ Alle Zutaten in den Mixer geben
Nach und nach mit Wasser auffüllen und bis zur gewünschten Sämigkeit pürieren.

5.5 Feldsalat trifft Ananas | Banane (*Mit Wasser*)

Zutaten:
Grundlage: *100 g Feldsalat*
Obst: *200 g Ananas,1 reife Banane*
Flüssigkeit: *300 ml Wasser*
SuperFoods: *1cm Ingwer*

Zubereitung:

✔ Banane schälen und halbieren

✔ Ananas kleinschneiden

✔ Ingwer schälen

✔ Feldsalat waschen und mit den restlichen Zutaten in den Mixer geben
Nach und nach mit Wasser auffüllen und bis zur gewünschten Sämigkeit pürieren.

5.6 Spinat trifft Birne |Avocado (*Mit Wasser*)

Zutaten:
Grundlage: *200 g Blattspinat, 60 g Avocado*
Obst: *1 kleine Birne*
Flüssigkeit: *400 ml Wasser*

Zubereitung:

✔ Birne und Avocado waschen, schälen, entkernen und kleinschneiden

✔ Spinat entstielen und waschen, zusammen mit dem Obst in den Mixer geben

Nach und nach mit Wasser auffüllen und bis zur gewünschten Sämigkeit pürieren.

5.7 Stangensellerie trifft Mango | Honigmelone (*Mit Wasser*)

Zutaten:

Grundlage: *130 g Stangensellerie*

Obst: *230 g Honigmelone, 1 Birne, ½ Mango*

Flüssigkeit: *250 ml Wasser*

Zubereitung:

✔ Birne und Mango schälen, entkernen und kleinschneiden

✔ Honigmelone von der Schale lösen und ebenfalls in kleine Stücke zerteilen

✔ Sellerie schälen | in Stücke schneiden | das Grün kann erhalten bleiben

Nach und nach mit Wasser auffüllen und bis zur gewünschten Sämigkeit pürieren.

5.8 Feldsalat trifft Mango | Orange *(Mit Wasser)*

Zutaten:
Grundlage: *200 g Feldsalat*
Obst: *2 Äpfel, 1 Orange, 1 Mango, 2 Datteln*
Flüssigkeit: *150 ml Wasser*

Zubereitung:

✔ Äpfel schälen, entkernen und vierteln

✔ Orangen schälen sodass die vitalstoffreiche weiße Schale erhalten bleibt und teilen

✔ Mango schälen, entkernen und kleinschneiden

✔ Datteln entkernen

✔ Feldsalat waschen und mit den restlichen Zutaten in den Mixer geben
Nach und nach mit Wasser auffüllen und bis zur gewünschten Sämigkeit pürieren.

5.9 Spinat trifft Ananas | Mango *(Mit Wasser)*

Zutaten:
Grundlage: *150 g Blattspinat*
Obst: *½ Ananas, 1 reife Mango*
Flüssigkeit: *200 ml Wasser*

Zubereitung:

✔ Ananas kleinschneiden und in den Mixer geben

✔ Mango schälen, Kern entfernen, kleinschneiden und in den Mixer geben

✔ Spinat entstielen, waschen und in den Mixer geben
Nach und nach mit Wasser auffüllen und bis zur gewünschten Sämigkeit pürieren.

5.10 EICHBLATTSALAT TRIFFT KIRSCHE *(MIT WASSER)*

Zutaten:
Grundlage: *3 Blätter Eichblattsalat, 4 Stängel Petersilie*
Obst: *6 Kirschen, ½ Birne*
Sonst. Gemüse: *4 Radieschenblätter, 4 junge Kohlrabiblätter*
Flüssigkeit: *50 ml Wasser*

Zubereitung:

✔ Kirschen waschen und entkernen

✔ Birne waschen, schälen, halbieren und entkernen

✔ Radieschen-, Eichensalat- und Kohlrabiblätter waschen und letzteres vierteln

✔ Petersilie waschen und Stiele entfernen

✔ Alle Zutaten in den Mixer geben
Nach und nach mit Wasser auffüllen und bis zur gewünschten Sämigkeit pürieren.

5.11 GRÜNKOHL | SPINAT TRIFFT FEIGE | GRANATAPFEL *(MIT WASSER)*

Zutaten:
Grundlage: *40 g Grünkohlblätter, 100 g Babyspinat*
Obst: *2 Granatäpfel, ¼ Zitrone, 2 süße Äpfel, 6 getrocknete Feigen*
Flüssigkeit: *300 ml Wasser, nach Belieben Zitronensaft*

Zubereitung:

✔ Feigen 3 Stunden vor Verzehr in 100 ml Wasser

einweichen

✔ Äpfel schälen und achteln, Kerngehäuse bleibt erhalten

✔ Zitronen vierteln, schälen und Saft auffangen

✔ Granatäpfel halbieren und Kerne lösen (nur Kerne verwenden, Rest entsorgen)

✔ Grünkohl und Babyspinat waschen

✔ Alle Zutaten, zusammen mit den Feigen und dem Einweichwasser in den Mixer geben
Nach und nach mit Wasser auffüllen und bis zur gewünschten Sämigkeit pürieren. Anschließend mit dem Zitronensaft abschmecken

5.12 GRÜNE PAPRIKA TRIFFT TOMATE *(MIT WASSER)*

Zutaten:
Grundlage: *1 grüne Paprika*
Obst: *1 grüner Apfel,*
Sonst. Gemüse: *1 Kohlrabi, 1 Tomate*
Flüssigkeit: *200 ml Wasser*

Zubereitung:

✔ Paprika waschen und Stiel samt Samengehäuse

entfernen, grob zerkleinern

✔ Apfel waschen, vierteln und entkernen

✔ Kohlrabi schälen und stückeln

✔ Tomate waschen, halbieren und Strunk entfernen

✔ Alle Zutaten in den Mixer geben

Nach und nach mit Wasser auffüllen und bis zur gewünschten Sämigkeit pürieren.

5.13 SPINAT TRIFFT ORANGE *(MIT WASSER)*

Zutaten:
Grundlage: *100 g Blattspinat*
Obst: *2 mittelgroße, süße Orangen*
Flüssigkeit: *200 ml Wasser*

Von jetzt an gesund!

Zubereitung:

✔ Orangen schälen sodass die vitalstoffreiche weiße Schale erhalten bleibt

✔ Spinat entstielen, waschen und in den Mixer geben

Nach und nach mit Wasser auffüllen und bis zur gewünschten Sämigkeit pürieren.

5.14 FELDSALAT TRIFFT BANANE | AVOCADO *(MIT WASSER)*

Zutaten:

Grundlage: *100 g Feldsalat, ½ Avocado*

Obst: *2 Bananen*

Flüssigkeit: *250 ml Wasser und Zitronensaft*

SuperFoods: *1cm Ingwer, ½ TL Zimt*

Zubereitung:

✔ Avocado waschen, schälen, entkernen und kleinschneiden

✔ Bananen schälen und halbieren

✔ Ingwer schälen

✔ Feldsalat waschen und mit den restlichen Zutaten in den Mixer geben

Nach und nach mit Wasser auffüllen und bis zur gewünschten Sämigkeit pürieren. Anschließend mit dem Zitronensaft abschmecken.

5.15 SPINAT TRIFFT STAUDENSELLERIE | AVOCADO *(MIT WASSER)*

Zutaten:
Grundlage: *150 g Blattspinat*
Obst: *1 Zitrone, ½ Avocado*
Sonst. Gemüse: *4 Stangen Staudensellerie*
Flüssigkeit: *500 ml Wasser*

Zubereitung:

✔ Zitrone schälen, halbieren und gegebenenfalls Kerne entfernen, zerkleinern

✔ ½ Avocado schälen, gegebenenfalls Kern entfernen

✔ Sellerie schälen, in Stücke schneiden, das Grün kann erhalten bleiben

✔ Obst und den Sellerie in den Mixer geben

✔ Spinat entstielen, waschen und in den Mixer geben
Nach und nach mit Wasser auffüllen und bis zur gewünschten Sämigkeit pürieren.

5.16 ROMANSALAT TRIFFT ANANAS | CAYENNEPFEFFER *(MIT WASSER)*

Zutaten:
Grundlage: *40 g Romanasalat, 40 g Brokkoli- Sprossen*
Obst: *½ Ananas, ½ Zitrone*
Gewürze: *1 Prise Cayennepfeffer*
Flüssigkeit: *350 ml Wasser*

Zubereitung:

✔ Ananas kleinschneiden

✔ Zitrone schälen, halbieren, gegebenenfalls entkernen und kleinschneiden

✔ Romansalat waschen und zusammen mit dem Obst und den Sprossen in den Mixer geben

✔ 1 Prise Cayennepfeffer darüber verteilen
Nach und nach mit Wasser auffüllen und bis zur gewünschten Sämigkeit pürieren.

5.17 SPINAT TRIFFT BIRNE | ORANGE *(MIT WASSER)*

Zutaten:
Grundlage: *100 g Blattspinat*
Obst: *2 Birnen, 2 Orangen, ¼ Avocado*
Flüssigkeit: *300 ml Wasser*

Zubereitung:

✔ ¼ einer Avocado schälen und kleinschneiden

✔ Birnen waschen, schälen, entkernen und kleinschneiden

✔ Orangen schälen sodass die vitalstoffreiche weiße Schale erhalten bleibt

✔ Obst in den Mixer geben

✔ Spinat entstielen, waschen und in den Mixer geben
Nach und nach mit Wasser auffüllen und bis zur gewünschten Sämigkeit pürieren.

5.18 EICHBLATTSALAT TRIFFT FENCHEL | BÄRLAUCH *(MIT WASSER)*

Zutaten:
Grundlage: *40 g Eichblattsalat, 100 g Bärlauchblätter*
Obst: *¼ Zitrone,*
Sonst. Gemüse: *½ Gurke, Fenchelknolle*
Flüssigkeit: *400 ml Wasser*

Zubereitung:

✔ Zitrone schälen vierteln und gegebenenfalls Kerne

entfernen, kleinschneiden

✔ Gurke waschen und stückeln

✔ Fenchel waschen und ausputzen, Wurzelansatz entfernen, vierteln

✔ Bärlauch und Eichenblätter waschen und in den Mixer geben
Nach und nach mit Wasser auffüllen und bis zur

gewünschten Sämigkeit pürieren

5.19 SPINAT TRIFFT TRAUBE *(MIT WASSER)*

<u>Zutaten:</u>
Grundlage: *150 g Blattspinat*
Obst: *100 g Trauben, 2 Birnen, ¼ Avocado*
Flüssigkeit: *300 ml Wasser*

<u>Zubereitung:</u>

✔ ¼ einer Avocado schälen und kleinschneiden

✔ Birnen waschen, schälen, entkernen und kleinschneiden

✔ Trauben waschen

✔ Obst in den Mixer geben

✔ Spinat entstielen | waschen und in den Mixer geben
Nach und nach mit Wasser auffüllen und bis zur gewünschten Sämigkeit pürieren.

5.20 ROMANSALAT TRIFFT ORANGE *(MIT WASSER)*

<u>Zutaten:</u>
Grundlage: *1 Romansalat*
Obst: *2 Orangen, 1 Banane, 1 Mango*
Flüssigkeit: *150 ml Wasser*

Von jetzt an gesund!

Zubereitung:

✔ Orangen schälen sodass die vitalstoffreiche weiße Schale erhalten bleibt

✔ Banane schälen und halbieren

✔ Mango schälen, halbieren, entkernen und kleinschneiden

✔ Romansalat waschen, putzen und zusammen mit alles restlichen Zutaten in den Mixer geben
Nach und nach mit Wasser auffüllen und bis zur gewünschten Sämigkeit pürieren.

5.21 SPINAT TRIFFT BANANE *(MIT WASSER)*

Zutaten:
Grundlage: *100 g Babyspinat*
Obst: *1 kleiner Apfel, 2 reife Bananen, 1 Zitrone*
Sonst. Gemüse: *10 g Petersilie*
Flüssigkeit: *500 ml Wasser*

Zubereitung:

✔ Apfel waschen, vierteln und entkernen

✔ Bananen schälen und halbieren

✔ Zitrone schälen, vierteln, gegebenenfalls Kerne entfernen

✔ Petersilie waschen und Stiele entfernen

✔ Spinat entstielen, waschen und alles zusammen in den Mixer geben
Nach und nach mit Wasser auffüllen und bis zur

gewünschten Sämigkeit pürieren

5.22 GRÜNKOHL TRIFFT APFEL *(MIT WASSER)*

Zutaten:
Grundlage: *5 Grünkohlblätter*
Obst: *4 Äpfel, Saft ½ Zitrone*
Flüssigkeit: *200 ml Wasser*

Zubereitung:
✔ Äpfel waschen, vierteln und entkernen
✔ Zitrone waschen, halbieren und eine Hälfte auspressen
✔ Kohlblätter waschen, Strunk entfernen, zerkleinern
✔ Alle Zutaten bis auf den Zitronensaft in den Mixer geben Nach und nach mit Wasser auffüllen und bis zur gewünschten Sämigkeit pürieren. Anschließend mit dem Zitronensaft abschmecken.

5.23 SPINAT TRIFFT NEKTARINE | KIWI *(MIT WASSER)*

Zutaten:
Grundlage: *150 g Babyspinat*
Obst: *2 Nektarinen, 2 Kiwis, 1 Apfel*
Flüssigkeit: *125 ml Wasser*

Zubereitung:

✔ Apfel waschen, vierteln und entkernen

✔ Nektarinen schälen, enthäuten und gegebenenfalls Kerne entfernen

✔ Kiwis schälen und halbieren

✔ Spinat entstielen, waschen und alles zusammen in den Mixer geben

Nach und nach mit Wasser auffüllen und bis zur gewünschten Sämigkeit pürieren.

5.24 MANGOLD TRIFFT BIRNE | MINZE *(MIT WASSER)*

Zutaten:

Grundlage: *5 Blätter Mangold, ½ Bund Minze*
Obst: *4 Birnen*
Flüssigkeit: *200 ml Wasser*

Zubereitung:

✔ Birnen waschen, vierteln und entkernen

✔ Minze waschen

✔ Mangold waschen und alles zusammen in den Mixer geben

Nach und nach mit Wasser auffüllen und bis zur gewünschten Sämigkeit pürieren.

5.25 RUCOLA TRIFFT APFEL *(MIT WASSER)*

Zutaten:
Grundlage: *50 g Rucola*
Obst: *1 Banane, 1 säuerlicher Apfel, 1 EL Zitronensaft*
Sonst. Gemüse: *1 Kohlrabiblatt, 4 Stängel Petersilie*
Flüssigkeit: *250 ml Wasser*
SuperFoods: *5 g Ingwer*

Zubereitung:
✔ 1 Banane schälen und halbieren
✔ Apfel schälen, vierteln und entkernen
✔ Zitrone waschen, halbieren und auspressen
✔ Strunk vom Kohlblatt entfernen, Petersilie entstielen
✔ Kohlrabiblatt, Petersilie und Rucola waschen
✔ Ingwer schälen
✔ Alles bis auf den Zitronensaft in den Mixer geben
Nach und nach mit Wasser auffüllen und bis zur gewünschten Sämigkeit pürieren. Anschließend mit dem Zitronensaft abschmecken.

6. 15 GRÜNE SMOOTHIES MIT WILDKRÄUTERN

6.1 BRENNNESSEL TRIFFT BANANE *(MIT BRENNNESSELN)*

Zutaten:
Grundlage: *100 g Brennnesseln*
Obst: *2 Bananen, 1 Zitrone, 2 Datteln*
Flüssigkeit: *500 ml Wasser*
SuperFoods: *1 El Goji-Beeren*

Zubereitung:
✔ Brennnessel waschen und entstielen
✔ Bananen schälen und halbieren
✔ Zitrone waschen, halbieren und auspressen
✔ Alles bis auf den Zitronensaft in den Mixer geben
Nach und nach mit Wasser auffüllen und bis zur gewünschten Sämigkeit pürieren. Anschließend mit dem Zitronensaft abschmecken.

6.2 GURKE TRIFFT PAPRIKA | MANGO
(MIT SAUERAMPFER)

Zutaten:
Grundlage: 60 g Sauerampfer
Obst: 100 g Mango, Zitrone
Sonst. Gemüse: 1 Gurke, 1 Stange Staudensellerie, ½ grüne Paprika
Gewürze: Thymian, Pfeffer, Chilischote
Flüssigkeit: 500 ml Wasser

Zubereitung:

✔ Sauerampfer waschen und kleinschneiden

✔ Sellerie schälen, in Stücke schneiden, das Grün kann erhalten bleiben

✔ Paprika waschen, halbieren und von Kernen befreien

✔ Gurke schälen und in kleine Stücke schneiden

✔ Chilischote waschen und ganz kleinschneiden

✔ Zitrone waschen, halbieren und auspressen

✔ Mangos schälen, entkernen und kleinschneiden

✔ Alles bis auf Thymian, Zitronensaft, Pfeffer und Chili in den Mixer geben

Nach und nach mit Wasser auffüllen und bis zur gewünschten Sämigkeit pürieren. Anschließend mit dem Zitronensaft, Thymian, Pfeffer und Chili abschmecken.

6.3 GURKE TRIFFT BANANE *(MIT BRENNNESSEL)*

Zutaten:
Grundlage: *50 g Brennnessel, 1 Gurke, 1 Bund frisches Möhrengrün*
Obst: *1 Banane*
Flüssigkeit: *125 ml Wasser*

Zubereitung:
- ✔ Brennnessel waschen und entstielen
- ✔ Banane schälen und halbieren
- ✔ Gurke schälen und in kleine Stücke schneiden
- ✔ Möhrengrün waschen und kleinzupfen
- ✔ Alles in den Mixer geben

Nach und nach mit Wasser auffüllen und bis zur gewünschten Sämigkeit pürieren.

6.4 LÖWENZAHN TRIFFT APFEL *(MIT LÖWENZAHN)*

Zutaten:
Grundlage: *100 g Löwenzahn*
Obst: 2 Äpfel, 2 Bananen, Saft einer Zitrone
Flüssigkeit: Wasser nach Bedarf

Zubereitung:

✔ Löwenzahn waschen und kleinzupfen

✔ Äpfel waschen, vierteln und Kerngehäuse entfernen

✔ Bananen schälen und halbieren

✔ Zitrone halbieren und auspressen

✔ Alles bis auf den Zitronensaft in den Mixer geben
Nach und nach mit Wasser auffüllen und bis zur gewünschten Sämigkeit pürieren. Anschließend mit dem Zitronensaft abschmecken.

6.5 SPINAT | RUCOLA TRIFFT BIRNE | ORANGE *(MIT SAUERAMPFER)*

Zutaten:
Grundlage: *5 Blätter Sauerampfer, 5 Blätter Spinat, 6 Blätter Rucola*
Obst: 6 Blätter Zitronenmelisse, 2 Birnen, 1 Orange, ½ Banane, ¼ Avocado
Flüssigkeit: 300 ml Wasser

Zubereitung:

✔ Zitronenmelisse, Sauerampfer, Spinat und Rucola waschen und grob kleinzupfen

✔ Birnen waschen, vierteln und Kerngehäuse entfernen

✔ Orangen schälen sodass die vitalstoffreiche weiße Schale erhalten bleibt und teilen

✔ Banane schälen und halbieren

✔ Avocado waschen, schälen, entkernen und vierteln

✔ Alles in den Mixer geben

Von jetzt an gesund!

Nach und nach mit Wasser auffüllen und bis zur gewünschten Sämigkeit pürieren.

6.6 LÖWENZAHN TRIFFT MANGO | BIRNE *(MIT LÖWENZAHN)*

Zutaten:
Grundlage: *100 g Löwenzahn*
Obst: 2 Mangos, 2 Birnen
Flüssigkeit: 200 ml Apfelsaft, 100 ml Wasser

Zubereitung:
✔ Löwenzahn waschen und kleinzupfen
✔ Birnen waschen, vierteln und Kerngehäuse entfernen
✔ Mangos schälen, entkernen und kleinschneiden
✔ Alles in den Mixer geben
Nach und nach mit Wasser auffüllen und bis zur gewünschten Sämigkeit pürieren.

6.7 KIWI TRIFFT ORANGE *(MIT GIERSCH)*

Zutaten:
Grundlage: *30 g Giersch*
Obst: 1 Orange, 2 Kiwis, 2 Kumquats
Flüssigkeit: 500 ml Wasser

Zubereitung:
✔ Giersch waschen und entstielen

✔ Orangen schälen sodass die vitalstoffreiche weiße Schale erhalten bleibt und teilen

✔ Kumquats waschen, halbieren und entsaften

✔ Kiwis schälen, vierteln

✔ Alles bis auf den Zitronensaft in den Mixer geben
Nach und nach mit Wasser auffüllen und bis zur gewünschten Sämigkeit pürieren. Anschließend mit dem Zitronensaft abschmecken.

6.8 SPINAT TRIFFT MARACUJA *(MIT TAUBNESSEL)*

Zutaten:
Grundlage: *5 Taubnesselblätter, 100 g Spinat*
Obst: *½ Avocado, 1 Apfel, 2 Maracujas, 1 Orange, 1 Zitrone,*
Gewürze. *1 EL frischer Koriander, 1 cm frische Chilischote*
Flüssigkeit: *Wasser nach Bedarf*

Zubereitung:

✔ Taubnesselblätter und Spinat waschen und entstielen

✔ Avocado waschen, schälen, entkernen, halbieren und kleinschneiden

✔ Apfel schälen, entkernen und vierteln

✔ Maracujas halbieren und Inhalt herauskratzten

✔ Orange und Zitrone halbieren und den Saft auspressen

✔ Koriander waschen und kleinschneiden

✔ Chilischote waschen und kleinschneiden

✔ Alles bis auf den Orangen- und Zitronensaft in den Mixer geben

Nach und nach mit Wasser auffüllen und bis zur gewünschten Sämigkeit pürieren. Anschließend mit dem Zitronen- und Orangensaft abschmecken.

6.9 PETERSILIE TRIFFT BIRNE | APFEL *(MIT GIERSCH)*

Zutaten:
Grundlage: *50 g Giersch, ½ Bund Petersilie*
Obst: *2 Birnen, 2 süße Äpfel, 1 Zitrone*
Flüssigkeit: *300 ml Wasser*
SuperFoods: *Mandelmus*
Zubereitung:
✔ Giersch und Petersilie waschen und entstielen
✔ Birnen und Äpfel waschen, halbieren und Kerngehäuse entfernen, kleinschneiden
✔ Zitrone waschen, halbieren und auspressen
✔ Alles bis auf den Zitronensaft in den Mixer geben
Mit 300 ml Wasser auffüllen und mit dem Zitronensaft abschmecken. Mixen Sie solange bis die gewünschte Sämigkeit erreicht ist.

6.10 Avocado | Gurke trifft Erdbeere

(Mit Löwenzahn | Gänseblümchen)

Zutaten:

Grundlage: *50 g Löwenzahn-, Gänseblümchen- und Brombeerblätter gemischt*

Obst: *½ Avocado, 5 Erdbeeren*

Sonst. Gemüse: *½ Gurke, kleine Fenchelknolle mit Grün, Petersilie*

Flüssigkeit: *500 ml Wasser*

Zubereitung:

✔ Avocado waschen, schälen, entkernen, halbieren und kleinschneiden

✔ Löwenzahn-, Gänseblümchen-, Brombeerblätter und Petersilie waschen und grob zerkleinern

✔ Erdbeeren waschen, Stielansatz entfernen und halbieren

✔ Gurke schälen und halbieren

✔ Fenchelknolle waschen, putzen und kleinschneiden

✔ Alles in den Mixer geben

Jetzt nach und nach Wasser zugeben. Sie fangen mit der kleinsten Stufe an zu Mixen und schalten sich dann hoch. Mixen Sie solange bis die gewünschte Sämigkeit erreicht ist.

6.11 Kiwi trifft Apfelsaft *(Mit Brennnessel)*

<u>Zutaten:</u>
Grundlage: *50g Brennnesselblätter*
Obst: *1 Kiwi*
Flüssigkeit: *250 ml naturtrüber Apfelsaft, 50 ml Wasser*
SuperFoods: *1 cm Ingwer*

<u>Zubereitung:</u>

✔ Brennnesselblätter waschen
✔ Kiwi schälen und halbieren
✔ Ingwer schälen
✔ Alles in den Mixer geben

Den Apfelsaft dazu gießen und pürieren, nach und nach mit Wasser auffüllen und bis zur gewünschten Sämigkeit pürieren.

6.12 Spinat trifft Avocado | Apfel *(mit Löwenzahn, Spitzwegerich, Sauerampfer)*

<u>Zutaten:</u>
Grundlage: *50 g Babyspinat, 50g Löwenzahn, Spitzwegerich und Sauerampfer gemischt*
Obst: *2 süße Äpfel, ½ Avocado*

Flüssigkeit: *500 ml Wasser*

Zubereitung:

✔ Spinat, Löwenzahn, Spitzwegerich und Sauerampfer waschen und grob zerkleinern

✔ Äpfel und Avocado waschen, bei Bedarf schälen, vierteln und Kerngehäuse entfernen

✔ Alles in den Mixer geben

Nach und nach mit Wasser auffüllen, bis zur gewünschten Sämigkeit pürieren.

6.13 KIWI | WILDKRÄUTER TRIFFT BIRNE | APFEL *(MIT LÖWENZAHN, BRENNNESSEL, SPITZWEGERICH, BÄRLAUCH, GUNDERMANN, GIERSCH)*

Zutaten:

Grundlage: *150 g Löwenzahn, Brennnessel, Giersch, Bärlauch, Gundermann und Spitzwegerich gemischt*

Obst: *1 süßer Apfel, 1 Birne, 1 Kiwi, Schalenabrieb und Saft einer Zitrone*

Flüssigkeit: *250 ml Wasser*

Zubereitung:

✔ Wildkrautmischung waschen und grob zerkleinern

✔ Apfel und Birne waschen, nach Belieben schälen, vierteln und Kerngehäuse entfernen

✔ Kiwi schälen und halbieren

Von jetzt an gesund!

✔ Zitrone waschen, halbieren und auspressen, Saft auffangen

✔ Zitronenschale mittels Küchenreibe abschaben

✔ Alles bis auf den Zitronensaft in den Mixer geben
Nach und nach mit Wasser auffüllen und bis zur gewünschten Sämigkeit pürieren. Anschließend mit dem Zitronensaft abschmecken.

6.14 KIWI | SPINAT TRIFFT BANANE | APFEL *(MIT TAUBNESSEL | LÖWENZAHN | BRENNNESSEL)*

Zutaten:
Grundlage: *100g Löwenzahn, Taubnessel und Brennnessel (gemischt), 50 g Babyspinat*
Obst: *½ Banane, ½ Apfel, 1 Kiwi*
Flüssigkeit: *600 ml Wasser*
SuperFoods: *1 cm Ingwer*

Zubereitung:

✔ Wildkrautmischung und Spinat waschen und grob zerkleinern

✔ Banane schälen und halbieren

✔ Apfel waschen, nach Belieben schälen, vierteln und Kerngehäuse entfernen

✔ Kiwi schälen und halbieren

✔ Alles in den Mixer geben
Nach und nach mit Wasser auffüllen und bis zur gewünschten Sämigkeit pürieren.

6.15 STANGENSELLERIE TRIFFT BANANE | APFEL *(MIT LÖWENZAHN | GIERSCH | VOGELMIERE)*

Zutaten:
Grundlage: *50 g Spinat, 50g Löwenzahn, Giersch und Vogelmiere (gemischt)*
Obst: *1 Apfel, 1 Birne, 1 Banane, ½ Zitrone*
Sonst. Gemüse: *3-4 Stangen Sellerie*
Flüssigkeit: *300 ml Wasser*

Zubereitung:

✔ Spinat und Wildkrautmischung waschen und grob zerkleinern

✔ Banane schälen und halbieren

✔ Apfel und Birne waschen, nach Belieben schälen und vierteln, Kerngehäuse entfernen

✔ Zitrone waschen, halbieren und auspressen, Saft auffangen

✔ Sellerie putzen, waschen und in kleine Ringe schneiden

✔ Alles in den Mixer geben

Nach und nach mit Wasser auffüllen und bis zur gewünschten Sämigkeit pürieren. Anschließend mit dem Zitronensaft abschmecken.

7. 20 GRÜNE SMOOTHIES MIT VERSCHIEDENEN FLÜSSIGKEITEN

7.1 SPINAT TRIFFT AHORNSIRUP *(MIT MANDELMILCH)*

Zutaten:

Grundlage: 75 g Babyspinat
Obst: ½ Avocado
Flüssigkeit: 500 ml Mandelmilch (ungesüßt), 1-2 EL Ahornsirup

Zubereitung:

✔ Spinat waschen und entstielen
✔ Avocado schälen, halbieren und Kern entfernen
✔ Alles in den Mixer geben
Nach und nach mit Mandelmilch auffüllen und bis zur gewünschten Sämigkeit pürieren.

7.2 SPINAT TRIFFT ANANAS | APFEL *(MIT REISMILCH)*

Zutaten:

Grundlage: *50 g Spinat*
Obst: *1 Apfel, 1 Scheibe frische Ananas, ½ Limette*
Flüssigkeit: *100 ml Reismilch*
SuperFoods: *1 cm Ingwer*

Zubereitung:

✔Spinat waschen und entstielen

✔Apfel waschen, vierteln und Kerngehäuse entfernen

✔ Ananas kleinschneiden

✔ Limette schälen, halbieren, gegebenenfalls entkernen und kleinschneiden

✔ Ingwer schälen

✔ Alles in den Mixer geben

Nach und nach mit Reismilch auffüllen und bis zur gewünschten Sämigkeit pürieren.

7.3 SPINAT TRIFFT BANANE | ZIMT *(MIT MANDELMILCH)*

Zutaten:
Grundlage: *100 g Babyspinat*
Obst: *1 Banane*
Flüssigkeit: *125 ml Mandelmilch*
SuperFoods: *Zimt nach Belieben*

Zubereitung:
✔ Spinat waschen und entstielen
✔ Banane schälen und halbieren
✔ Alles in den Mixer geben
Nach und nach mit Mandelmilch auffüllen und bis zur gewünschten Sämigkeit pürieren.

7.4 SPINAT TRIFFT ANANAS | BANANE *(MIT KOKOSWASSER)*

Zutaten:
Grundlage: *160 g Babyspinat*
Obst: *125 g Ananas, 1 Banane, 1 Limette*
Flüssigkeit: *300 ml Kokoswasser*

Zubereitung:

✔ Spinat waschen und entstielen

✔ Ananas kleinschneiden

✔ Banane schälen und halbieren

✔ Zitrone schälen, halbieren, gegebenenfalls entkernen und kleinschneiden

✔ Alles in den Mixer geben

Nach und nach mit Kokoswasser auffüllen und bis zur gewünschten Sämigkeit pürieren.

7.5 RUCOLA | AVOCADO (MIT MANDELMILCH)

Zutaten:

Grundlage: *100 g Rucola, 1 Avocado*

Sonst. Gemüse: *150 g Gurke*

Flüssigkeit: *100 ml Mandelmilch*

Zubereitung:

✔ Rucola waschen und grob zerkleinern

✔ Avocado waschen, schälen, halbieren, entkernen, und kleinschneiden

✔ Gurke waschen und kleinschneiden

✔ Alles in den Mixer geben

Nach und nach mit Mandelmilch auffüllen und bis zur gewünschten Sämigkeit pürieren.

7.6 MANGOLD TRIFFT BANANE | APFEL *(MIT APFELSAFT)*

Zutaten:
Grundlage: *100 g Mangold*
Obst: *1 Banane, ¾ Apfel*
Flüssigkeit: *150 ml kalten Apfelsaft, 100 ml Wasser*
SuperFoods: *½ TL Kokosöl*

Zubereitung:

✔ Mangold waschen und grob zerkleinern

✔ Banane schälen und halbieren

✔ Apfel waschen, nach Bedarf schälen, vierteln und Kerngehäuse entfernen

✔ Alles in den Mixer geben

Nach und nach mit dem Apfelsaft und Wasser auffüllen. Jetzt alles bis zur gewünschten Sämigkeit pürieren.

7.7 FELDSALAT TRIFFT BANANE | PFLAUME *(MIT MANDELMILCH)*

Zutaten:
Grundlage: *150 g Feldsalat*
Obst: *2 gefrorene Bananen, 1 Birne, 5 Pflaumen*
Flüssigkeit: *150 ml Mandelmilch*

Zubereitung:

✔ Feldsalat waschen und grob kleinschneiden

✔ Birne waschen, nach Bedarf schälen, vierteln und Kerngehäuse entfernen

✔ Pflaumen waschen, vierteln und entkernen

✔ Alles in den Mixer geben

Nach und nach mit Mandelmilch auffüllen und bis zur gewünschten Sämigkeit pürieren.

7.8 AVOCADO | ZUCCHINI TRIFFT BANANE *(MIT APFELSAFT)*

Zutaten:

Grundlage: *½ Avocado, 1/3 Gurke, ½ Zucchini*
Obst: 1 Banane
Flüssigkeit: *200 ml Apfelsaft*
SuperFoods: *2 TL Gerstengraspulver, 1 TL Brennnesselsamen*

Zubereitung:

✔ Avocado waschen, schälen, halbieren, entkernen, und kleinschneiden

✔ Gurke und Zucchini waschen und kleinschneiden

✔ Banane schälen und halbieren

✔ Alles in den Mixer geben

Nach und nach mit Apfelsaft auffüllen und bis zur gewünschten Sämigkeit pürieren.

7.9 BRENNNESSEL TRIFFT PAPAYA | KIWI *(MIT KOKOSWASSER)*

Zutaten:
Grundlage: *150 g Brennnesselblätter*
Obst: *1 Papaya, 2 Bananen, 2 Kiwis, ½ Avocado*
Flüssigkeit: *300 ml Kokoswasser*

Zubereitung:

✔ Brennnesselbläter waschen und entstielen

✔ Schäle der Papaya entfernen, entkernen und Fruchtfleisch zerkleinern

✔ Bananen schälen und vierteln

✔ Kiwis schälen und vierteln

✔ Avocado waschen, schälen, halbieren, entkernen, und kleinschneiden

✔ Alles in den Mixer geben

Nach und nach mit Kokoswasser auffüllen und bis zur gewünschten Sämigkeit pürieren.

7.10 MANGOLD TRIFFT BANANE | APFEL | MANGO *(MIT APFELSAFT)*

Zutaten:
Grundlage: *50 g Mangold*
Obst: *1 Apfel, 1 Banane, 1 Avocado*
Flüssigkeit: *100 ml Apfelsaft, 100 ml Wasser*

Zubereitung:

✔ Mangold waschen und grob zerkleinern

✔ Apfel waschen, nach Bedarf schälen, vierteln und Kerngehäuse entfernen

✔ Banane schälen und halbieren

✔ Avocado waschen, schälen, halbieren, entkernen, und kleinschneiden

✔ Alles in den Mixer geben

Nach und nach mit dem Apfelsaft und Wasser auffüllen. Jetzt alles bis zur gewünschten Sämigkeit pürieren.

7.11 GRÜNKOHL TRIFFT HIMBEERE *(MIT MANDELMILCH)*

Zutaten:

Grundlage: *350 g Grünkohl*

Obst: *100 g Himbeeren, 1 Banane, 50 g Datteln,*

Flüssigkeit: *100 ml Mandelmilch (ungesüßt), 150 ml Wasser, 1 TL Ahornsirup, 2 TL Zitronensaft*

Zubereitung:

✔ Grünkohl waschen, Stiel entfernen und die Blätter kleinschneiden

✔ Himbeeren waschen

✔ Banane schälen und halbieren

✔ Datteln entkernen

✔ Alles in den Mixer geben

Nach und nach mit Mandelmilch und Wasser auffüllen. Mit Ahornsirup und Zitronensaft abschmecken. Jetzt noch bis zur gewünschten Sämigkeit pürieren und servieren.

7.12 FELDSALAT TRIFFT APFEL | BANANE *(MIT REISMILCH)*

Zutaten:
Grundlage: *150 g Feldsalat*
Obst: *1 Apfel, 1 Banane*
Flüssigkeit: *200 ml Reismilch mit Mandeln*

Zubereitung:
✔ Feldsalat waschen und grob zerkleinern
✔ Apfel waschen, nach Bedarf schälen, vierteln und Kerngehäuse entfernen
✔ Banane schälen und halbieren
✔ Alles in den Mixer geben
Nach und nach mit Reismilch auffüllen und bis zur gewünschten Sämigkeit pürieren.

7.13 SPINAT | AVOCADO TRIFFT BANANE *(MIT APFELSAFT)*

Zutaten:
Grundlage: *60 g Blattspinat, ½ Avocado*
Obst: *1 Apfel, 1 Banane, Zitrone*
Flüssigkeit: *300 ml Apfelsaft*

Zubereitung:

✔ Spinat waschen und entstielen

✔ Avocado waschen, schälen, halbieren, entkernen, und kleinschneiden

✔ Apfel waschen, nach Bedarf schälen, vierteln und Kerngehäuse entfernen

✔ Zitrone schälen, halbieren, gegebenenfalls entkernen und kleinschneiden

✔ Alles in den Mixer geben

✔ Banane schälen und halbieren

Nach und nach mit Apfelsaft auffüllen und bis zur gewünschten Sämigkeit pürieren.

7.14 ROTE BEETE GRÜN TRIFFT BANANE | ANANAS *(MIT KOKOSWASSER)*

Zutaten:

Grundlage: *100 g Grün von Rote Beete*

Obst: *1 Scheibe Ananas, 1 Banane*

Flüssigkeit: *500 ml Kokoswasser*

Zubereitung:

✔ Grün der Roten Beete waschen und grob zerkleinern

✔ Ananas kleinschneiden

✔ Banane schälen und halbieren

✔ Alles in den Mixer geben

Nach und nach mit Kokoswasser auffüllen und bis zur

gewünschten Sämigkeit pürieren.

7.15 KIWI | GURKE TRIFFT BANANE *(MIT REISMILCH)*

Zutaten:
Grundlage: *2 Kiwi, 8 Scheiben Gurke*
Obst: *1 Banane*
Sonst. Gemüse: *2 Selleriestangen*
Flüssigkeit: *200 ml Reismilch*

Zubereitung:
✔ Kiwis schälen und vierteln
✔ Gurke waschen und schneiden
✔ Banane schälen und halbieren
✔ Sellerie schälen | in Stücke schneiden | das Grün kann erhalten bleiben
✔ Alles in den Mixer geben
Nach und nach mit Reismilch auffüllen und bis zur gewünschten Sämigkeit pürieren.

7.16 SPINAT TRIFFT BANANE | PFIRSICH *(MIT KOKOSWASSER)*

Zutaten:
Grundlage: *150 g Babyspinat, ½ Gurke*
Obst: *1 Banane, 1 Pfirsich*

Flüssigkeit: *150 ml Kokoswasser*

Von jetzt an gesund!

Zubereitung:

✔ Spinat waschen und entstielen

✔ Gurke waschen und kleinschneiden

✔ Banane schälen und halbieren

✔ Pfirsich waschen, halbieren, entkernen und kleinschneiden

✔ Alles in den Mixer geben

Nach und nach mit Kokoswasser auffüllen und bis zur gewünschten Sämigkeit pürieren.

7.17 KIWI | GURKE TRIFFT MINZE *(MIT APFELSAFT)*

Zutaten:

Grundlage: *200 g Gurke, 6- 8 Minzblätter*
Obst: *4 Kiwis, 2 Äpfel,*
Flüssigkeit: *300 ml Apfelsaft*
SuperFoods: *40 g Ingwer*

Zubereitung:

✔ Gurke waschen und kleinschneiden

✔ Minzblätter waschen

✔ Kiwis schälen und halbieren

✔ Äpfel waschen, vierteln und Kerngehäuse entfernen

✔ Alles in den Mixer geben

Nach und nach mit Apfelsaft auffüllen und bis zur gewünschten Sämigkeit pürieren.

7.18 MANGOLD TRIFFT ANANAS *(MIT KOKOSWASSER)*

Zutaten:
Grundlage: *150 g Mangold*
Obst: *2 Orangen, 450 g Ananas, 10 Datteln,*
Flüssigkeit: *350 ml Kokoswasser*
SuperFoods: *1EL Hanfsamen, 1 EL Chiasamen*

Zubereitung:

✔ Mangold waschen und entstielen

✔ Orangen schälen sodass die vitalstoffreiche weiße Schale erhalten bleibt und teilen

✔ Ananas kleinschneiden

✔ Datteln entkernen

✔ Alles in den Mixer geben
Nach und nach mit Kokoswasser auffüllen und bis zur gewünschten Sämigkeit pürieren.

7.19 SPINAT TRIFFT GOJI BEEREN *(MIT REISMILCH)*

Zutaten:
Grundlage: *250 g Spinat, ½ Avocado*
Obst: *1 gefrorene Banane, 250 g Erdbeeren, 3 Datteln*
Flüssigkeit: *150 ml Reismilch*
SuperFoods: *20 Goji Beeren, 1 TL Kakaopulver*

Von jetzt an gesund!

Zubereitung:

✔ Spinat waschen und entstielen

✔ Avocado waschen, schälen, halbieren, entkernen, und kleinschneiden

✔ Erdbeeren waschen und Stielansätze entfernen, vierteln

✔ Datteln entkernen

✔ Alles in den Mixer geben

Nach und nach mit Reismilch auffüllen und bis zur gewünschten Sämigkeit pürieren.

7.20 FELDSALAT TRIFFT BLUTORANGE | BIRNE | BANANE *(MIT REISMILCH)*

Zutaten:

Grundlage: *100 g Feldsalat, 1 Bund Petersilie*
Obst: *1 kleine Avocado, ½ Ananas, 1 Banane, 1 Birnen 1 Blutorange*
Flüssigkeit: *Reismilch nach Bedarf, 1 TL Ahornsirup*

Zubereitung:

✔ Feldsalat und Petersilie waschen und grob zerkleinern

✔ Avocado waschen, schälen, halbieren, entkernen, und kleinschneiden

✔ Ananas schälen, halbieren und kleinschneiden

✔ Banane schälen und halbieren

✔ Birnen waschen, nach Bedarf schälen, vierteln und Kerngehäuse entfernen

✔ Blutorange schälen und kleinschneiden

✔ Alles in den Mixer geben

Nach und nach mit Reismilch auffüllen und bis zur gewünschten Sämigkeit pürieren.

8. 20 GRÜNE SMOOTHIES MIT SUPERFOODS

8.1 SPINAT | AVOCADO TRIFFT APFEL | BANANE *(MIT LEINSAMEN / CHIA-SAMEN)*

Zutaten:
Grundlage: *100 g Blattspinat, 100 g Feldsalat, 1 Avocado*
Obst: *1 grüner Apfel, Banane*
Flüssigkeit: *250 ml Kokoswasser*
SuperFoods: *1 EL Leinensamen, 1 El Chia- Samen, 1 TL Matchapulver*

Zubereitung:
✔ Blattspinat und Feldsalat waschen und grob zerkleinern
✔ Avocado waschen, schälen, entkernen und kleinschneiden
✔ Apfel waschen, bei Bedarf schälen, viertel und Kerngehäuse entfernen
✔ Banane schälen und halbieren
✔ Matcha Pulver in 80 ml heißem Wasser anrühren
✔ Alles in den Mixer geben
Nach und nach mit Wasser auffüllen und bis zur gewünschten Sämigkeit pürieren.

8.2 SPINAT | AVOCADO TRIFFT BIRNE | TRAUBE *(MIT WEIZENGRAS)*

Zutaten:
Grundlage: *100 g Spinat,*
Obst: *80 g Trauben, 2 Birnen, ¼ Avocado*
Flüssigkeit: *300 ml Wasser*
SuperFoods: *1 TL Weizengraspulver*

Zubereitung:

✔ Spinat waschen

✔ Avocado waschen, schälen, entkernen und vierteln

✔ Birnen waschen, bei Bedarf schälen, viertel und Kerngehäuse entfernen

✔ Trauben waschen

✔ Alles in den Mixer geben

Nach und nach mit Wasser auffüllen und bis zur gewünschten Sämigkeit pürieren.

8.3 BLEICHSELLERIE | RÖMERSALAT TRIFFT MANGO *(MIT KURKUMA | CHIA-SAMEN | BAOBAB)*

Zutaten:
Grundlage: *3 Blätter Römersalat, ½ Avocado*
Obst: *½ Mango*
Gemüse: *½ Paprika, 80 g Salatgurke, 1 Stängel Bleichsellerie*
Flüssigkeit: *Nach Bedarf Wasser*
SuperFoods: *1 TL Kurkuma, 1 EL Baobab Pulver, 1 EL Chia-Samen*
Sonstiges: *Salz*

Zubereitung:

✔ Römersalat Blätter waschen und kleinschneiden

✔ Avocado waschen, schälen, entkernen, halbieren und kleinschneiden

✔ Mango schälen, entkernen, halbieren und kleinschneiden

✔ Paprika waschen, halbieren und ausputzen, kleinschneiden

✔ Gurke waschen und grob zerkleinern

✔ Sellerie schälen | in Stücke schneiden | das Grün kann erhalten bleiben

✔ Alles in den Mixer geben
Nach und nach mit Wasser auffüllen und bis zur gewünschten Sämigkeit pürieren.

8.4 AVOCADO TRIFFT BIRNE *(MIT GERSTENGRASPULVER | WEIZENGRASPULVER | HANFPROTEIN)*

Zutaten:
Grundlage: *50 g Feldsalat, ½ Avocado*
Obst: *1 Birne*
Flüssigkeit: *300 ml Wasser*
SuperFoods: *1 EL Gerstengraspulver, 1 EL Weizengraspulver, 1 EL Hanfprotein*

Zubereitung:

✔ Feldsalat waschen und grob zerkleinern

✔ Avocado waschen, schälen, entkernen, halbieren und kleinschneiden

✔ Birne waschen, bei Bedarf schälen, viertel und Kerngehäuse entfernen

✔ Alles in den Mixer geben
Nach und nach mit Wasser auffüllen und bis zur gewünschten Sämigkeit pürieren.

8.5 PFLÜCKSALAT | PORTULAK TRIFFT APFEL | ORANGE *(MIT LEINSAMEN)*

Zutaten:

Grundlage: *100 g Pflücksalat, 100 g Portulak, ½ Bund Petersilie*
Obst: *1 süßer Apfel, 1 Orange, ½ Grapefruit, ½ Papaya*
Gewürze: *½ Bund Koriander*
Flüssigkeit: *200 ml Wasser*
SuperFoods: *2 EL Leinsamen*

Zubereitung:

✔ Pflücksalat, Potulak, Petersilie und Koriander waschen und gegebenenfalls entstielen

✔ Apfel waschen, nach Bedarf schälen, vierteln und Kerngehäuse entfernen

✔ Orange schälen sodass die vitalstoffreiche weiße Schale erhalten bleibt und teilen

✔ Schale der Grapefruit und Papaya entfernen, gegebenenfalls entkernen, Fruchtfleisch zerteilen

✔ Alles in den Mixer geben

Nach und nach mit Wasser auffüllen und bis zur gewünschten Sämigkeit pürieren.

8.6 KIWI TRIFFT BANANE *(MIT GERSTENGRASPULVER)*

Zutaten:
Grundlage: *1 Kiwi*
Obst: *1 Banane*
Flüssigkeit: *500 ml Orangensaft*
SuperFoods: *2 TL Gerstengraspulver, 1 TL Honig*

Zubereitung:

✔ Kiwi und Banane schälen und halbieren

✔ Alles in den Mixer geben

Nach und nach mit Orangensaft auffüllen und bis zur gewünschten Sämigkeit pürieren.

8.7 ZUCCHINI | AVOCADO TRIFFT BANANE *(MIT GERSTENGRASPULVER | BRENNESSELSAMEN)*

Zutaten:
Grundlage: *½ Avocado, 1 Zucchini, 1/3 Gurke*
Obst: *1 Banane,*
Flüssigkeit: *Wasser nach Bedarf*
SuperFoods: *1 TL Gerstengraspulver, 1 TL Brennesselsamen*

Von jetzt an gesund!

Zubereitung:

✔ Zucchini und Gurke waschen und grob zerkleinern

✔ Avocado waschen, schälen, entkernen, halbieren und kleinschneiden

✔ 1 Banane schälen und halbieren

✔ Alles in den Mixer geben

Nach und nach mit Wasser auffüllen und bis zur gewünschten Sämigkeit pürieren.

8.8 SELLERIE | KIWI TRIFFT BIRNE | BANANE *(MIT MATCHA PULVER)*

Zutaten:

Grundlage: *1 Kiwi, 1 Stange Sellerie*
Obst: *1 Banane, 1 Zitrone, 1 Birne*
Flüssigkeit: *200 ml Wasser, 200 ml Apfelsaft*
SuperFoods: *½ TL Matcha Pulver*

Zubereitung:

✔ Sellerie schälen | in Stücke schneiden | das Grün kann erhalten bleiben

✔ Kiwi schälen und viertel

✔ Banane schälen und halbieren

✔ Birne waschen, nach Bedarf schälen, vierteln und Kerngehäuse entfernen

✔ Zitrone entsaften und Saft in den Mixer geben

✔ Matcha Pulver in 80 ml heißem Wasser anrühren

✔ Alles in den Mixer geben

Nach und nach mit Wasser auffüllen und bis zur gewünschten Sämigkeit pürieren.

8.9 SAUERAMPFER TRIFFT HIMBEERE | BANANE *(MIT GOJI- BEEREN)*

Zutaten:
Grundlage: *12 Blätter Sauerampfer*
Obst: *2 Bananen, 50 g Himbeeren*
Flüssigkeit: *200 ml Wasser*
SuperFoods: *2 EL Goji- Beeren*

Zubereitung:
✔ Sauerampferblätter waschen und grob zerkleinern
✔ Bananen schälen und halbieren
✔ Himbeeren waschen
✔ Alles in den Mixer geben
Nach und nach mit Wasser auffüllen und bis zur gewünschten Sämigkeit pürieren.

8.10 AVOCADO | SPINAT TRIFFT HEIDELBEERE | PFIRSICH *(MIT SPIRULINA)*

Zutaten:

Grundlage: *½ Avocado, 50 g Spinat*
Obst: *1 Banane, 125 g Heidelbeeren, 1 Pfirsich, 1 Zitrone*
Flüssigkeit: *Wasser nach Bedarf*
SuperFoods: *1 TL Spirulina*

Zubereitung:

✔ Spinat waschen und grob zerkleinern

✔ Avocado waschen, schälen, entkernen, halbieren und kleinschneiden

✔ Banane schälen und halbieren

✔ Heidelbeeren waschen

✔ Pfirsich waschen, vierteln und entkernen

✔ Zitrone waschen, halbieren und auspressen, Saft auffangen

✔ Alles bis auf den Zitronensaft in den Mixer geben
Mit Wasser auffüllen und mit dem Zitronensaft abschmecken. Mixen Sie solange bis die gewünschte Sämigkeit erreicht ist.

8.11 PETERSILIE | SELLERIE TRIFFT ORANGE | NASHIBIRNE *(MIT GOJI BEEREN)*

Zutaten:

Grundlage: *1 Bund Petersilie, 1 Stange Sellerie*
Obst: *2 Orangen, 1 Nashibirne,*
Flüssigkeit: *200 ml Karottensaft*
SuperFoods: *20 g Goji Berren*

Zubereitung:

✔ Sellerie schälen, in Stücke schneiden, das Grün kann erhalten bleiben

✔ Petersilie waschen und grob zerkleinern

✔ Orangen schälen sodass die vitalstoffreiche weiße Schale erhalten bleibt und teilen

✔ Birne waschen, nach Bedarf schälen, vierteln und Kerngehäuse entfernen

✔ Alles in den Mixer geben

Nach und nach mit Karottensaft auffüllen und bis zur gewünschten Sämigkeit pürieren.

8.12 SELLERIE | POSTELEIN TRIFFT ORANGE | GRAPEFRUIT *(MIT HANFSAMEN)*

Zutaten:

Grundlage: *2 Stangen Sellerie, 100 g Postelein*
Obst: *1 Orange, 1 Grapefruit, 150 g Mango*
Flüssigkeit: *200 ml Wasser*
SuperFoods: *1 TL Hanfsamen*

Zubereitung:

✔ Postelein waschen und grob zerkleinern

✔ Sellerie schälen, in Stücke schneiden, das Grün kann erhalten bleiben

✔ Schale der Grapefruit und Mango entfernen, Fruchtfleisch zerteilen

✔ Orange schälen sodass die vitalstoffreiche weiße Schale erhalten bleibt und teilen

✔ Alles in den Mixer geben

Nach und nach mit Wasser auffüllen und bis zur gewünschten Sämigkeit pürieren.

8.13 FELDSALAT TRIFFT SANDDORN *(MIT CASHEWNÜSSEN)*

Zutaten:

Grundlage: *75 g Feldsalat*
Obst: *1 Mango, 2 Äpfel, 1 Zitrone*
Flüssigkeit: *5 EL Sanddornsaft, 350 ml Wasser*
SuperFoods: *50 g Cashewnüsse*

<u>Zubereitung:</u>

✔ Feldsalat waschen und kleinzupfen

✔ Mango schälen, halbieren und das Fruchtfleisch herauskratzen

✔ Äpfel waschen, nach Bedarf schälen, vierteln und Kerngehäuse entfernen

✔ Zitrone schälen, halbieren, gegebenenfalls entkernen und kleinschneiden

✔ Alles in den Mixer geben

Nach und nach mit Wasser und Sanddornsaft auffüllen und bis zur gewünschten Sämigkeit pürieren.

8.14 RUCOULA TRIFFT ORANGE | BANANE *(MIT MANDEL)*

<u>Zutaten:</u>

Grundlage: *50 g Rucola*
Obst: *2 Orangen, 2 Bananen*
Flüssigkeit: *350 ml Wasser*
SuperFoods: *50 g Mandeln, 1 TL Zimt*

<u>Zubereitung:</u>

✔ Rucola waschen und grob zerkleinern

✔ Orangen schälen sodass die vitalstoffreiche weiße Schale erhalten bleibt und teilen

✔ Bananen schälen und halbieren

✔ Alles in den Mixer geben

Nach und nach mit Wasser auffüllen und bis zur

gewünschten Sämigkeit pürieren.

8.15 SPINAT TRIFFT BANANE *(MIT WEIZENGRASPULVER)*

Zutaten:
Grundlage: *50 g Spinat,50 g Möhrenkraut, 25 g Minze*
Obst: *3 Bananen, 2 Datteln*
Flüssigkeit: *Kräutertee nach Bedarf*
SuperFoods: *1 EL Weizengraspulver*

Zubereitung:

✔ Spinat, Möhrenkraut und Minze waschen, grob zerkleinern

✔ Bananen schälen und vierteln

✔ Datteln entkernen

✔ Alles in den Mixer geben

Nach und nach mit Kräutertee auffüllen und bis zur gewünschten Sämigkeit pürieren.

8.16 POSTELEIN TRIFFT ERDBEERE | APFEL *(MIT GERSTENGRAS)*

Zutaten:
Grundlage: *75 g Postelein*
Obst: *250 g Erdbeeren, 1 Apfel*
Flüssigkeit: *250 ml Wasser*
SuperFoods: *125 g Gerstengras*

Zubereitung:

✔ Postelein waschen und grob zerkleinern

✔ Erdbeeren waschen, entstielen und vierteln

✔ Apfel waschen, nach Bedarf schälen, vierteln und Kerngehäuse entfernen

✔ Alles in den Mixer geben

Nach und nach mit Wasser auffüllen und bis zur gewünschten Sämigkeit pürieren.

8.17 PETERSILIE | LÖWENZAHN TRIFFT ORANGE | TRAUBE *(MIT GERSTENGRAS)*

Zutaten:

Grundlage: *50 g Löwenzahnblätter, 100g Petersilie*

Obst: *2 Orangen, 150 g grüne Weintrauben, ¼ Limette*

Flüssigkeit: *Wasser nach Bedarf*

SuperFoods: *200 g Gerstengras*

Zubereitung:

✔ Löwenzahnblätter und Petersilie waschen und grob zerkleinern

✔ Orangen schälen sodass die vitalstoffreiche weiße Schale erhalten bleibt und teilen

✔ Weintrauben waschen und halbieren

✔ Limette schälen und vierteln, kleinschneiden

✔ Alles in den Mixer geben

Nach und nach mit Wasser auffüllen und bis zur gewünschten Sämigkeit pürieren.

8.18 FELDSALAT TRIFFT ANANAS | MANGO *(MIT LUCUMAPULVER)*

Zutaten:
Grundlage: *50 g Feldsalat*
Obst: *1 Ananas, ½ Mango, 1 Zitrone*
Flüssigkeit: *400 ml Wasser*
SuperFoods: *1 TL Lucuma, ½ TL Mandelöl*

Zubereitung:
✔ Feldsalat waschen und grob zerkleinern
✔ Ananas schälen und in Stücke schneiden
✔ Mango schälen, halbieren und das Fruchtfleisch herauskratzen
✔ Zitrone schälen, halbieren, gegebenenfalls entkernen und kleinschneiden
✔ Alles in den Mixer geben
Nach und nach mit Wasser auffüllen und bis zur gewünschten Sämigkeit pürieren.

8.19 HIMBEERBLÄTTER TRIFFT ANANAS | ERDBEERE *(MIT MACAPULVER)*

Zutaten:
Grundlage: *50g Himbeerblätter, 1/3 Avocado*
Obst: *1 Ananas, 8 Erdbeeren, 1 Zitrone*
Flüssigkeit: *Wasser nach Bedarf*

SuperFoods: *1 TL Macapulver*

Zubereitung:

✔ Avocado waschen, schälen, entkernen, dritteln und kleinschneiden

✔ Ananas schälen und kleinschneiden

✔ Erdbeeren waschen, entstielen und vierteln

✔ Zitrone schälen, halbieren, gegebenenfalls entkernen und kleinschneiden

✔ Alles in den Mixer geben

Nach und nach mit Wasser auffüllen und bis zur gewünschten Sämigkeit pürieren.

8.20 SPINAT TRIFFT BANANE | ERDBEERE *(MIT MACA PULVER / LUCUMAPULVER/ MESQUITEPULVER)*

Zutaten:

Grundlage: *5 Minzblätter*

Obst: *1 Zitrone, 150 g Erdbeeren, 1 Banane*

Flüssigkeit: *Wasser nach Bedarf*

SuperFoods: *1 TL Gerstengraspulver, 1 TL Mesquitepulver, 1 EL Lucumapulver, EL Maca Pulver, 1 cm Ingwer*

Zubereitung:

✔ Minzblätter waschen

✔ Zitrone schälen, halbieren, gegebenenfalls entkernen und kleinschneiden

✔ Erdbeeren waschen, entstielen und vierteln

✔ Banane schälen und halbieren

Von jetzt an gesund!

✔ Alles in den Mixer geben
Nach und nach mit Wasser auffüllen und bis zur gewünschten Sämigkeit pürieren.

9. HAT IHNEN DIESES EBOOK GEFALLEN?

„80 Grüne Smoothie Rezepte zum Wohlfühlen -Von jetzt an Gesund - *Erfolgreich und effizient Abnehmen| Entgiften |Gesund leben",* befindet sich in ständiger Bearbeitung. Ich möchte meinen Lesern und Leserinnen auch zukünftig die besten Informationen und Rezepte zum Thema *grüne Smoothies* bieten. Darum bitte ich Sie, sich 1-2 Minuten Zeit zu nehmen und auf Amazon.de eine kurze Rezension zu meinem eBook zu schreiben.

Was hat Ihnen besonders gut gefallen? Was wünschen Sie sich? Hat Ihnen mein Buch geholfen? Nur durch Ihre Meinung kann ich den Inhalt meines Buches verbessern, um auch zukünftig andere Menschen für grüne Smoothies zu begeistern.

Ich freue mich über Ihre Rezension ☆☆☆☆☆

Ich danke Ihnen vielmals!

Ihre Betty Green

10 ANHANG, RECHTLICHES & IMPRESSUM

10.1 RECHTLICHES

Alle Angaben und Informationen in diesem eBook wurden sorgfältig ausgearbeitet. Ich bin bemüht alle Inhalte ständig auf dem aktuellen Stand zu halten. Dennoch sind Fehler und Unklarheiten nicht ausgeschlossen, weshalb ich keine Garantie für die Richtigkeit, Aktualität, Qualität und Vollständigkeit meiner Inhalte geben kann.

Die Texte und Bilder in diesem eBook sind urheberrechtlich geschützt. Jegliche Veröffentlichung, ob gänzlich oder zu teil, ist streng untersagt und bedarf der ausdrücklichen Genehmigung des Herausgebers. Ein Verstoß hat rechtliche Konsequenzen.

10.2 Impressum

Betty Green wird vertreten durch:

J. Michael
An den Eichen 13
12529 Schönefeld
Germany

11. Über die Autorin

Betty Green ist 1979 in Ansbach geboren, als Tochter einer Sportlehrerin und eines Biobauern, war Ihre Kindheit von einer gesunden Lebensweise geprägt. Im Jugendalter half Sie ihrem Vater oft bei der Arbeit auf dem Feld, eignete sich so Ihr erstes Wissen über Lebensmittel an.

Nach Ihrem Studium im Beriech Ökotrophologie, an der Hochschule Niederrhein, lebt Betty Green heute in Köln, ist verheiratet und Mutter zweier Kinder.

Was einst Ihre Eltern lehrten, vermittelt Betty Green nun auch selbst das Erlernen einer gesunden Lebensweise/Ernährung. Was in der eigenen Familie begann, festigt sich nun mehr als Berufung. Neben eigenen Kursen zum Thema Ernährung, ist der Entschluss gereift, die gesammelten Erkenntnisse einem breiteren interessierten Personenkreis zugänglich zu machen.

Mit ihren positiven Erfahrungen, möchte Betty Green ihr Wissen mit anderen Menschen teilen und auch Sie für eine gesunde Lebensweise/Ernährung begeistern.

Betty Green

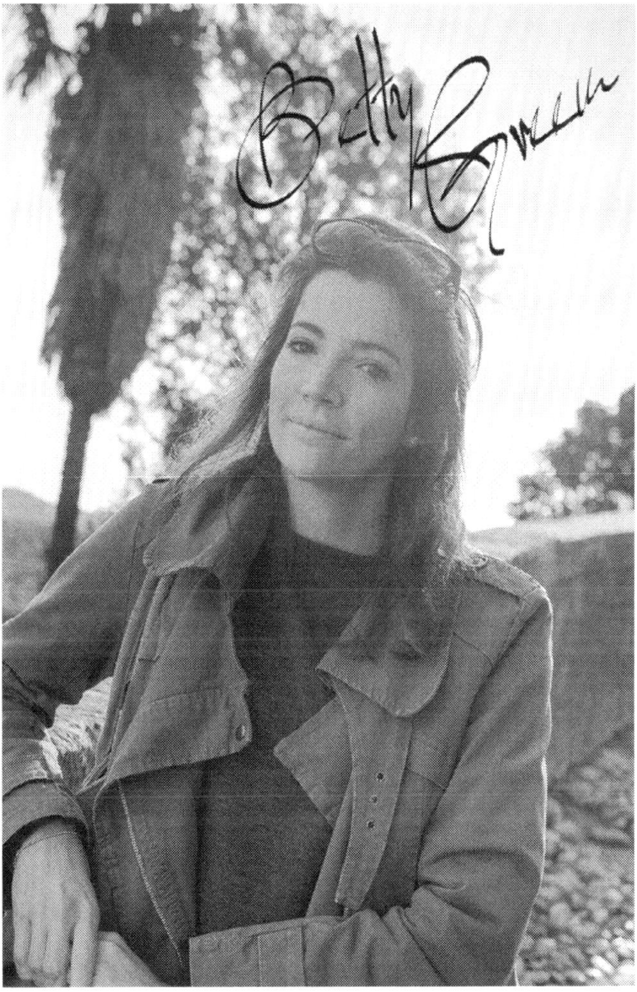

4915445R00065

Printed in Germany
by Amazon Distribution
GmbH, Leipzig